视频

+

图解

腰 痛

自我导引康复

U0391815

主 编　王金贵　房　纬

编 委　海兴华　张　玮　李华南

　　　　张润琛　吴秋君　陈伟男

人民卫生出版社

一、自我导引康复法从何而来？

本书所提供的导引康复法，是目前天津中医药大学第一附属医院推拿科病房指导患者进行康复锻炼的主要方法，是天津中医药大学针灸推拿学院副院长王金贵教授所创"津沽推拿"临床治疗体系的组成部分之一。其以具体疾病为对象，将传统中医的导引康复方法和现代康复的运动疗法有机结合，各取所长，以达到自我治疗、自我康复的目的。

二、康复运动的目的是教会患者进行积极有效的自我主动治疗

很多患者，尤其是慢性病患者，存在明显的药物依赖和治疗依赖，认为治病是医院的事，患者只要

被动接受就可以了。但是，单纯的药物和被动治疗，往往不能很好地解决问题。以慢性腰痛为例，短期疼痛往往容易被解决，但难点在于，如何有效地减少腰痛的复发。因为，腰椎稳定性下降，是腰痛反复发作的主要原因。而无论是药物，还是被动治疗，均无法有效地改善腰椎稳定性。稳定性的重新获得，需要积极的主动运动。即使是手术后，同样需要主动运动的积极配合。此外，由于社会和经济的因素，患者长期在医院进行治疗往往存在困难，教会患者进行有效的自我治疗，也是康复治疗的主要目的之一。

三、疾病的恢复是身体和心理的共同恢复

有这样一种现象，同样的疼痛，有些患者仍然可以正常生活，而有些患者则卧床不起。造成这种情况的原因，心理因素占有很大的成分。在康复学中，有所谓"状态下滑综合征"的概念。即，因为疼痛，而不敢活动，不活动造成了肌肉和关节功能的进一步下降，而肌肉、关节功能的下降，造成了疼痛的进一步加重。有研究表明，卧床一天，肌肉力量会下降 3%~7%。过多的卧床并不能更有效地改善症状，只会造成肌力下降，同时增加软组织粘连的几率。所以，适时、有效的康复运动是必要的。通过积极的主动运动，改善的不仅是躯体的症状，同时也会提高正常工作和生活的信心。

由于水平所限，本书所提供的方法还有很多不足之处，希望能够得到更多同道的指正。但我们的愿望是，能够为广大患者在努力争取更加健康、幸福生活的道路上，提供一份助力！

目录

视频目录

腰痛

简 介

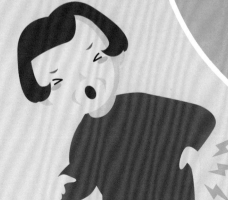

腰痛，是脊柱关节病中非常常见的高发病种。其主要病因为腰椎间盘的退变、突出，腰椎关节失稳和腰部肌肉、韧带的劳损。其主要症状表现为腰部疼痛，以下腰部疼痛多见，可伴有下肢的放射性神经痛。急性腰痛的疼痛较为剧烈，慢性退行性腰痛则表现为病史较长，反复发作，迁延难愈，对患者的工作、生活造成很大的影响。

关于腰痛的发生，一次暴力损伤或一个不正确的动作往往只是一个诱发因素，长期的不正确的日常生活姿态，导致腰椎间盘退变，肌肉功能和腰椎关节稳定性下降，才是腰痛发生的根本原因。

腰痛

自我导引康复练习

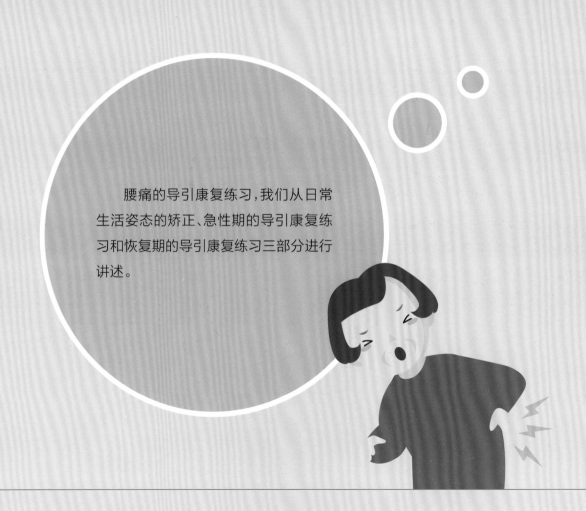

腰痛的导引康复练习,我们从日常生活姿态的矫正、急性期的导引康复练习和恢复期的导引康复练习三部分进行讲述。

一、从日常生活做起，改善腰痛

（一）应该怎么坐？

1. 懒散坐姿　腰部屈曲，上颈部后伸，下颈部屈曲。人们常常认为，懒散坐姿是腰背部最放松的姿势。其实，懒散坐姿的危害很大。懒散坐姿时，腰部会呈极度前屈体位。坐姿会增大腰椎间盘压力，长期坐姿会加快腰椎间盘的退变，腰部前屈会导致腰椎间盘向后移位，增加突出的风险。长期懒散坐姿还会使腰部肌肉、筋膜、韧带处于长期拉伸负荷下，使其易于发生劳损。

视频 1

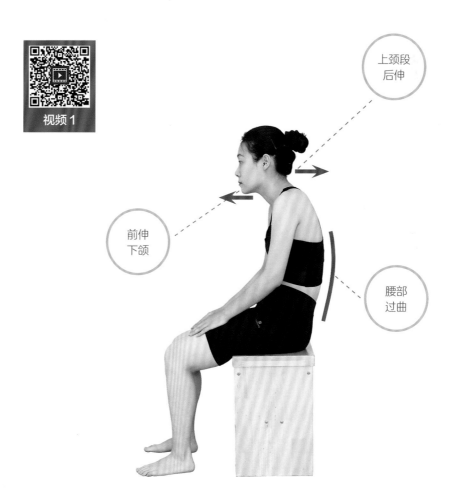

上颈段后伸

前伸下颌

腰部过曲

2. 懒散坐姿的矫正

第一步：从懒散坐姿开始，弓起腰部，前伸下颌。弓腰会使腰部前屈，前伸下颌，会使上颈部后伸。

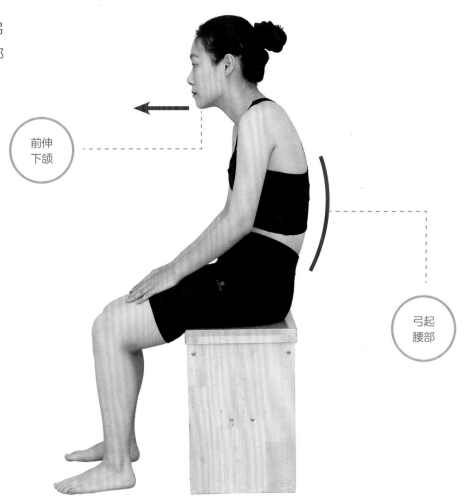

前伸
下颌

弓起
腰部

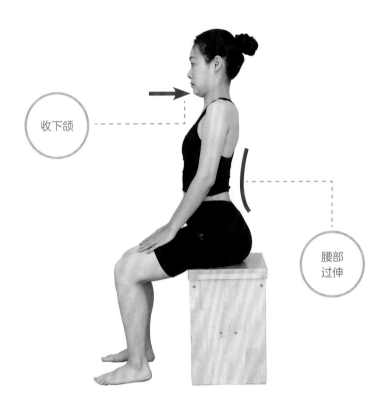

收下颌

腰部
过伸

第二步:采用过度矫正,用力
前挺腰部,收回下颌。挺腰使腰部
过伸,收下颌,使上颈部屈曲牵张。

第三步:颈、腰部放松 10%,
即可获得较好的颈腰部中立位。

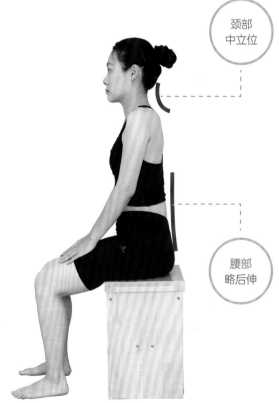

颈部
中立位

腰部
略后伸

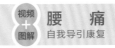

（二）应该怎么弯腰？

一个弯腰动作的完成，是由腰部前屈和髋关节屈曲共同完成的。腰部的前屈增加了腰椎的剪切力负荷，而过大的、持续的剪切力负荷，是导致腰部软组织损伤和椎间盘突出，从而造成腰椎失稳的主要原因。所以，在弯腰动作中，尽可能地保持腰部中立位，用髋关节的屈曲来代偿腰部前屈，做到"以髋代腰"，是保护腰椎的重要原则。

1. 弯腰搬物的矫正

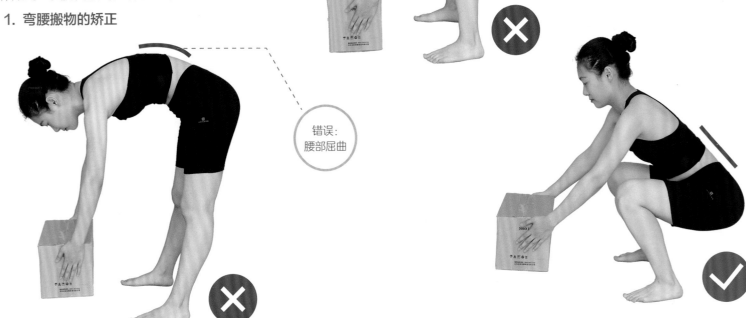

错误：腰部屈曲

错误：腰部屈曲

2. 弯腰洗漱的矫正

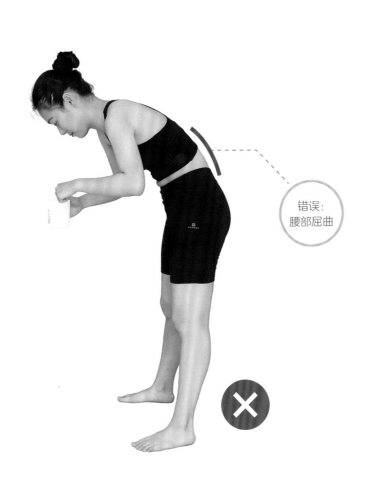

错误:
腰部屈曲

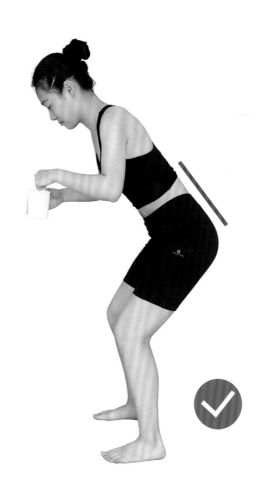

3. 以髋为轴的下蹲练习

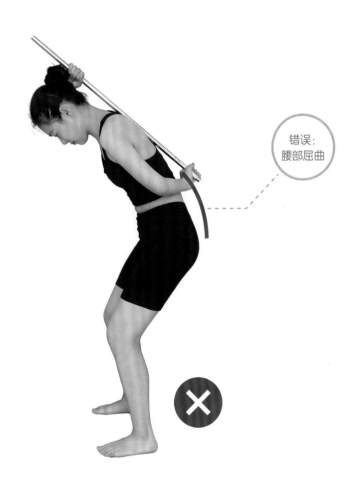

错误：
腰部屈曲

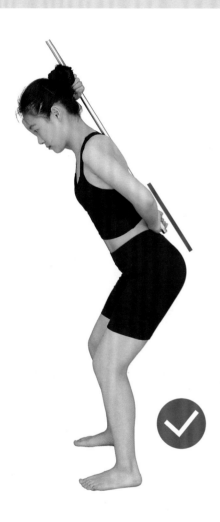

（三）应该怎么躺?

1. 仰卧位放松睡姿　膝关节下放置垫子,使膝部屈曲,可以放松腰部肌肉,减轻腰椎关节突关节的压力。

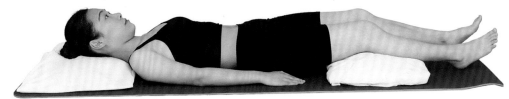

2. 侧卧位放松睡姿　在两膝中间放置垫子,可使下肢的稳定性更好,从而减少腰部肌肉的负荷,达到放松。

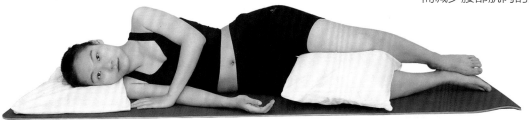

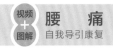
二、腰痛急性期的主动运动

急性期时，腰痛较为明显，很多患者因为畏惧疼痛，或害怕加重病情，而不敢进行活动。过多的卧床制动，会导致腰部肌肉力量下降，软组织弹性下降，且容易产生、加重软组织和神经的粘连，并不利于病情的恢复。所以，一旦可以活动，应尽早开始主动运动的练习。

急性期的主动运动练习，以床上练习为主，进行腰部关节小幅度活动和腰部肌肉拉伸。目的在于放松肌肉、松解关节、避免软组织和神经的粘连，而不强调力量的加强。所以，其动作要柔和，不宜做到关节活动范围的极限，数量不宜过多，以舒适放松为度。

（一）腰部关节松解练习（猫驼式）

患者双手双膝支撑，进行腰部功能范围内的屈伸。5~6次即可。整个过程缓慢平和，保持正常呼吸，以舒适为度。

视频 2

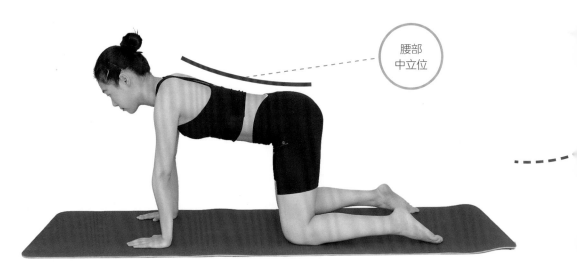

腰部中立位

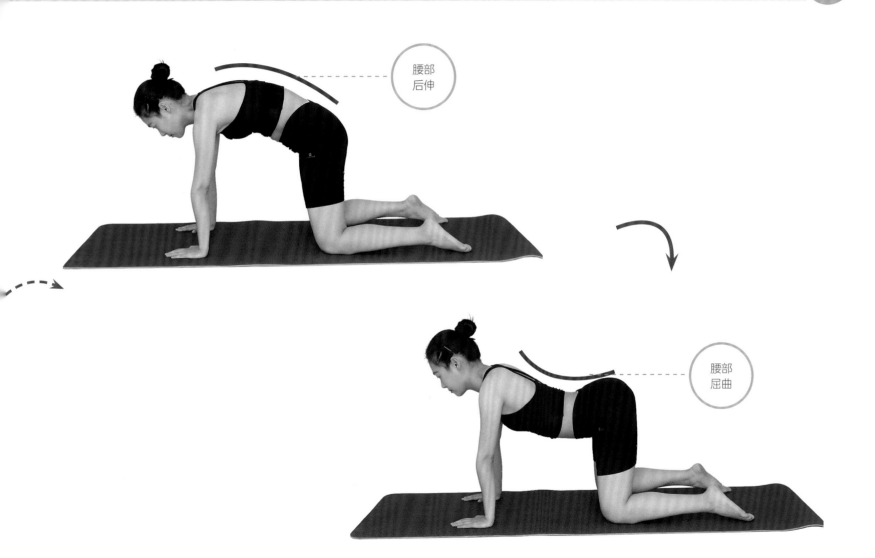

腰部
后伸

腰部
屈曲

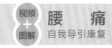

（二）腰背肌拉伸练习

适度的拉伸可以快速地放松肌肉。每次拉伸的时间维持 6~8 秒即可，正常呼吸，可反复数次，以舒适为度。以下拉伸体式，患者可以结合自身情况选择练习，不必全部进行练习。

视频 3

1. 纵向拉伸法

（1）双腿抱膝法：患者仰卧位，双侧下肢屈膝屈髋，以双手抱住双膝，向胸腹部下压，拉伸腰背肌。

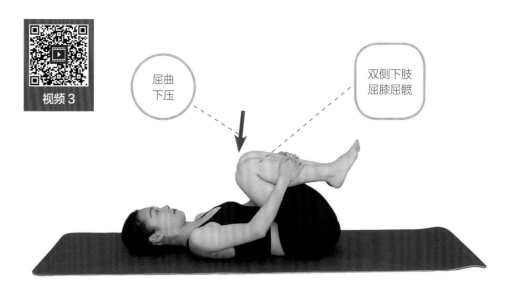

屈曲下压

双侧下肢屈膝屈髋

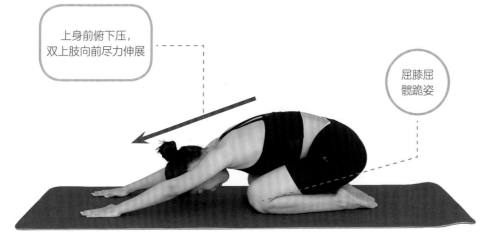

上身前俯下压，双上肢向前尽力伸展

屈膝屈髋跪姿

（2）跪式背部伸展法：患者屈膝屈髋跪姿，上身前俯下压，双上肢向前尽力伸展，拉伸腰背肌。

2. 扭转拉伸法

（1）仰卧扭转背部拉伸法一：患者仰卧位，一侧下肢屈膝屈髋，足部着床。另一侧下肢屈曲，置于对侧大腿上，并带动对侧下肢向同侧扭转，拉伸腰背肌。

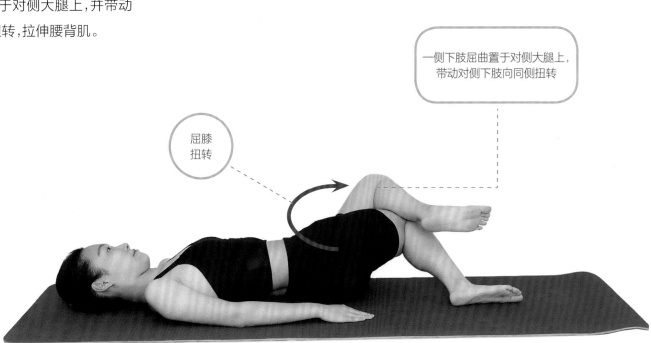

一侧下肢屈曲置于对侧大腿上，带动对侧下肢向同侧扭转

屈膝
扭转

（2）仰卧扭转背部拉伸法二：患者仰卧位，一侧下肢伸直，另一侧下肢屈曲，置于对侧大腿上，并伸向对侧，带动同侧腰部扭转，拉伸腰背肌。

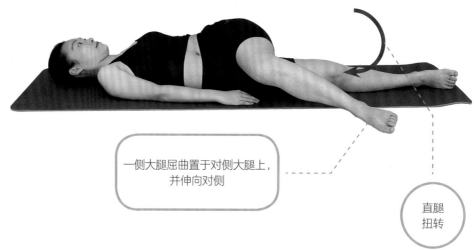

一侧大腿屈曲置于对侧大腿上，并伸向对侧

直腿扭转

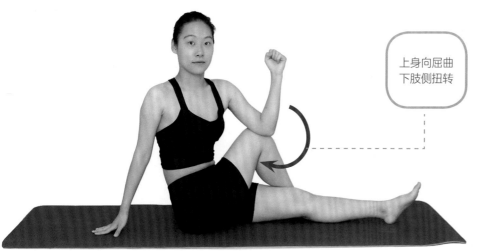

上身向屈曲下肢侧扭转

（3）坐位扭转背部拉伸法：患者坐位，一侧下肢伸直，另一侧下肢屈膝屈髋，并将足部置于对侧大腿外侧。上身向屈曲下肢侧扭转，并将下肢伸直侧上肢肘部置于屈曲侧大腿外侧，拉伸腰背肌。

三、腰痛恢复期的主动运动

恢复期时,腰痛的程度和病灶的炎性水肿均已明显减轻,腰部的活动功能也会明显改善。此期应加大主动运动的强度,目的在于加强腰部肌肉的耐力,提高神经反射速度和肌群协调性,从而改善关节稳定性,预防、减少腰痛的反复发作。必须说明的是,脊柱稳定性的提高,需要同时提高背部伸肌、腹部屈肌和侧方支撑肌群的耐力。我们可以把腰部理解为一个中空的管腔,只有前后左右四个维度的强度均增加,管腔的强度才会有效增加,仅仅靠后部的伸肌是不够的。恢复期的主动运动分为康复体式和导引练习两部分。

(一)康复体式练习

此期康复体式练习主要通过等长收缩的形式来完成肌肉耐力的提高,通过增加体式的不稳定性来提高神经反射速度和肌群协调性。练习中,尽量保持脊柱关节的中立位。每次体式的持续时间为 8~10 秒,即 2~3 次呼吸,以达到等长收缩的作用。每次持续时间不宜过长,两次体式之间放松8~10 秒,以使肌肉充分恢复血供。

1. 腰部伸肌耐力练习(鸟狗式) 此式主要练习腰背部、臀部的伸肌耐力,同时可提高神经反射速度和肌群协调性。10 次 / 组,2~3 组 / 天。双侧下肢交替练习,亦可重点练习患侧。注意腹肌要适度紧张,同时保持正常呼吸,不要屏气。

视频 4

第一步:四点跪姿,以手、膝支撑,屈髋屈膝 90°,头部、颈、腰部均保持中立位。

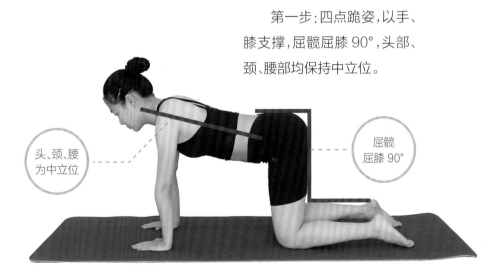

头、颈、腰为中立位

屈髋屈膝 90°

第二步:一侧下肢向后伸直。持续
2~3 个呼吸,回至起始位。

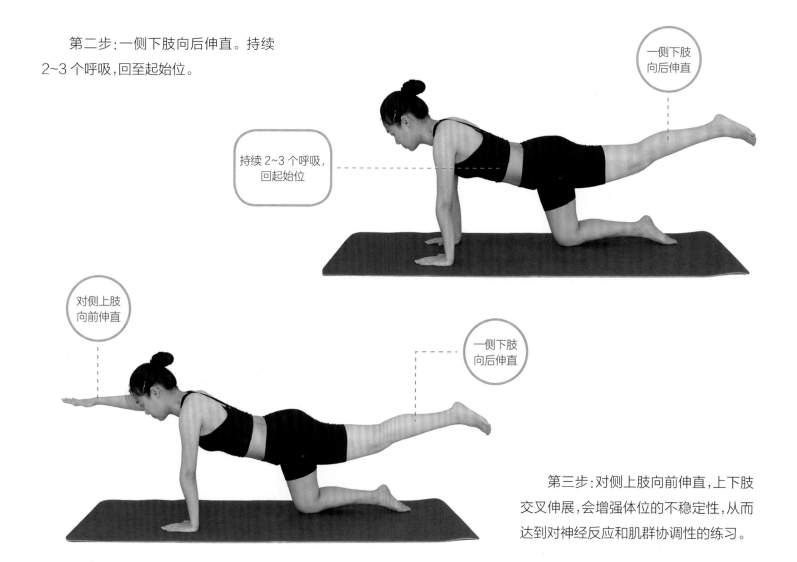

一侧下肢
向后伸直

持续 2~3 个呼吸,
回起始位

对侧上肢
向前伸直

一侧下肢
向后伸直

第三步:对侧上肢向前伸直,上下肢
交叉伸展,会增强体位的不稳定性,从而
达到对神经反应和肌群协调性的练习。

错误姿势：

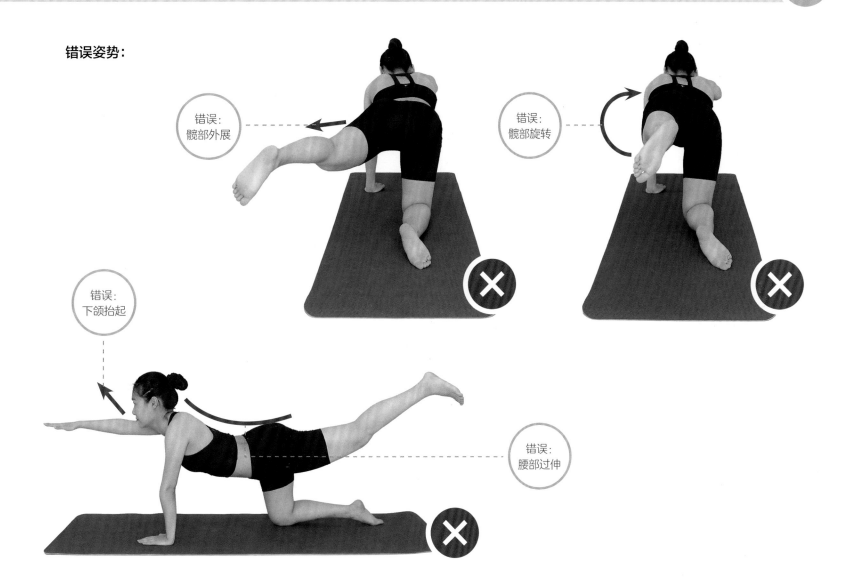

错误：
髋部外展

错误：
髋部旋转

错误：
下颌抬起

错误：
腰部过伸

正确姿势：

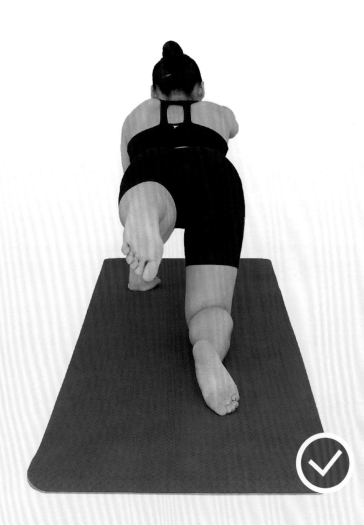

2. 腰部伸肌耐力练习（拱桥） 拱桥练习，也称五点支撑。此式主要练习腰背部、臀部的伸肌耐力。10 次 / 组，2~3 组 / 天。练习时注意腹肌要适度紧张，同时保持正常呼吸，不要屏气。腰部避免过伸和伸展不足。拱桥分为双桥练习和单桥练习。双桥练习时，可以一条带子束于双侧大腿上，这样可使臀部肌群的外展力更好地作用于腰部。单桥练习是在双桥基础上的强化练习。

视频 5

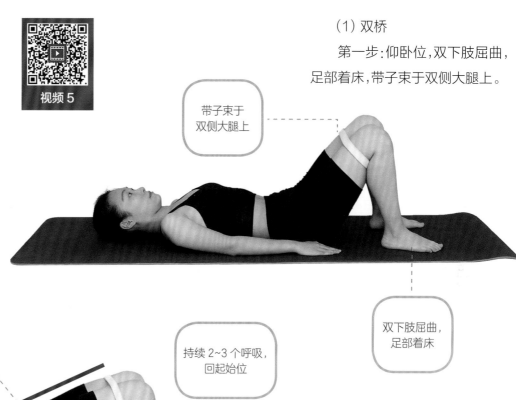

（1）双桥

第一步：仰卧位，双下肢屈曲，足部着床，带子束于双侧大腿上。

带子束于双侧大腿上

双下肢屈曲，足部着床

髋部抬起，至腰、髋、膝呈水平位

持续 2~3 个呼吸，回起始位

第二步：双肘、双足支撑，髋部抬离床面至腰、髋、膝呈水平位。持续 2~3 个呼吸，回至起始位。

(2) 单桥

第一步：仰卧位，一侧下肢屈曲，足部着床，另一侧下肢伸直。

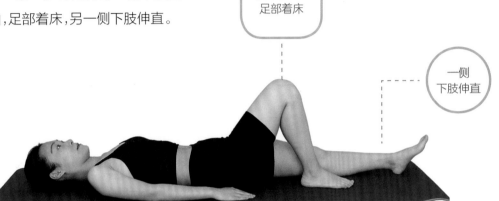

一侧下肢屈曲，足部着床

一侧下肢伸直

第二步：双肘、一足支撑，髋部和另一侧下肢伸直抬离床面，至腰、髋、膝呈水平位。

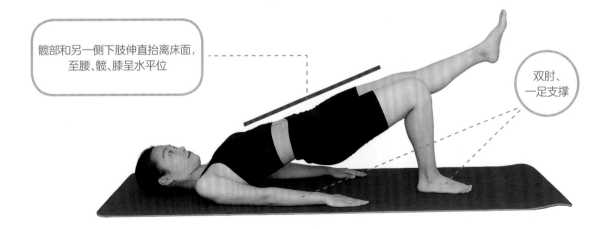

髋部和另一侧下肢伸直抬离床面，至腰、髋、膝呈水平位

双肘、一足支撑

错误姿势：

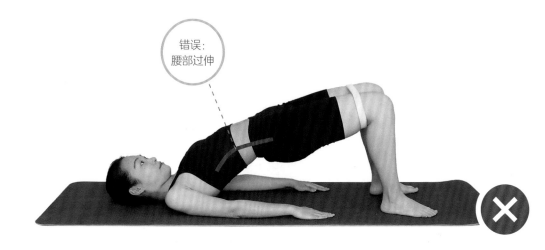

错误：
腰部过伸

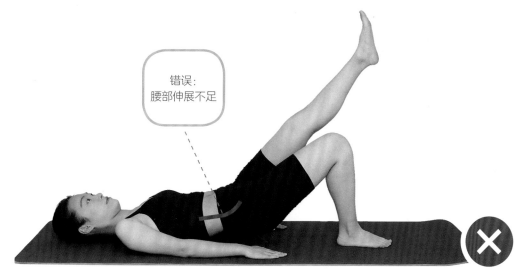

错误：
腰部伸展不足

3. 侧方支撑肌群耐力练习

（侧桥） 此式主要练习侧方支撑肌群和腹部肌群的耐力。10 次 / 组，2~3 组 / 天。双侧交替练习，亦可重点练习患侧。注意腹肌要适度紧张，同时保持正常呼吸，不要屏气。此式由易至难可分为三种体式：膝部侧桥、踝部侧桥、前平板单侧支撑。

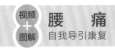

视频 6

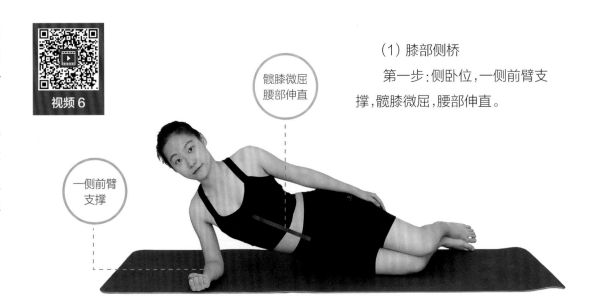

髋膝微屈
腰部伸直

一侧前臂
支撑

（1）膝部侧桥

第一步：侧卧位，一侧前臂支撑，髋膝微屈，腰部伸直。

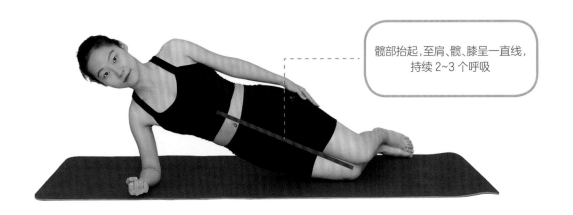

髋部抬起，至肩、髋、膝呈一直线，
持续 2~3 个呼吸

第二步：髋部抬起，至肩、髋、膝呈一条直线。持续 2~3 个呼吸，回至起始位。

（2）踝部侧桥

第一步：侧卧位，一侧前臂支撑，腰部及下肢伸直。

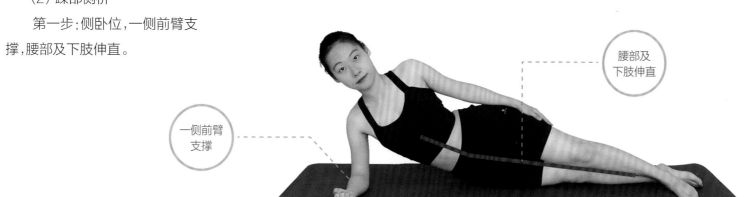

腰部及下肢伸直

一侧前臂支撑

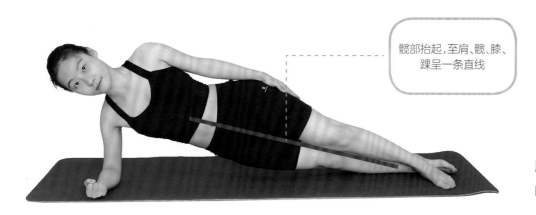

髋部抬起，至肩、髋、膝、踝呈一条直线

第二步：髋部抬起，至肩、髋、膝、踝呈一条直线。持续 2~3 个呼吸，回至起始位。

（3）前平板单侧支撑

第一步：俯卧位，双上肢支撑，呈平板支撑位。

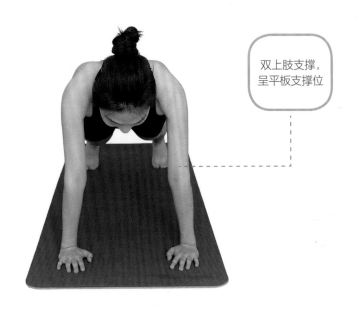

双上肢支撑，呈平板支撑位

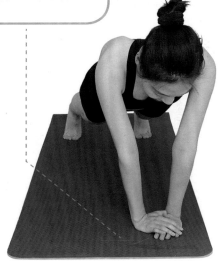

一侧上肢横向移向另一侧上肢，持续 2~3 个呼吸

第二步：一侧上肢横向移向另一侧上肢。持续 2~3 个呼吸，回至起始位。

错误姿势：

错误：
肩部扭转

错误：
腰部前屈

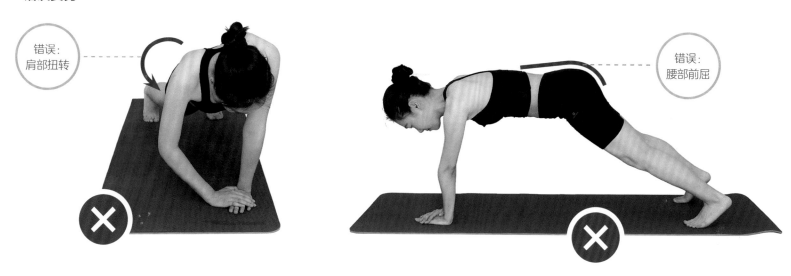

正确姿势：

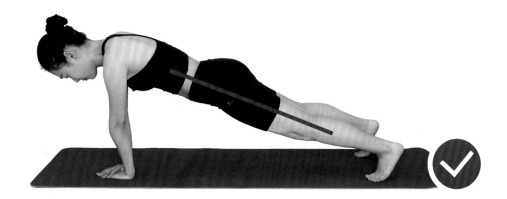

4. 腹肌、侧方支撑肌群耐力练习

（死虫子式） 此式主要练习腹部肌群和侧方支撑肌群的耐力。10 次 / 组，2~3 组 / 天。双侧交替练习，亦可重点练习患侧。注意腹肌要适度紧张，同时保持正常呼吸，不要屏气。动作中避免头部抬起和腹部屈曲。

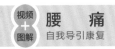

视频 7

第一步：仰卧位，右下肢伸直，左下肢屈曲，足部着地。右手手掌置于腰下，左上肢向头侧伸直。

左下肢屈曲

左上肢向头侧伸直

右手手掌置于腰下

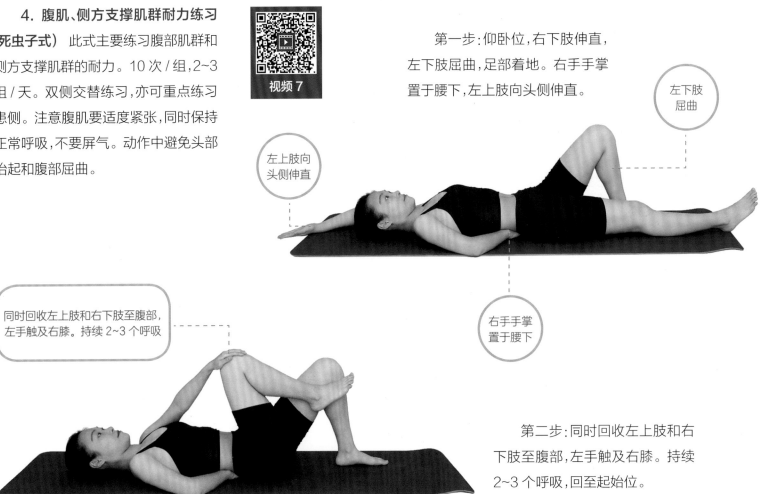

同时回收左上肢和右下肢至腹部，左手触及右膝。持续 2~3 个呼吸

第二步：同时回收左上肢和右下肢至腹部，左手触及右膝。持续 2~3 个呼吸，回至起始位。

强化练习

第一步：仰卧位，右下肢伸直，左下肢屈膝屈髋 90°，足部悬空。右手手掌置于腰下，左上肢向头侧伸直。

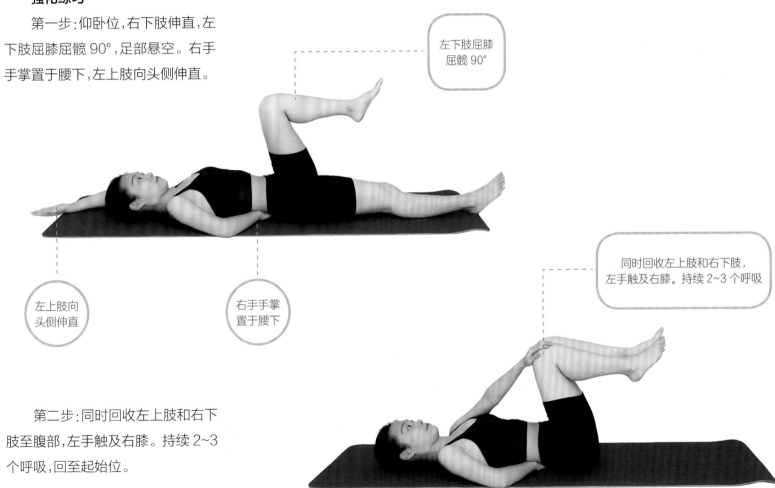

左下肢屈膝屈髋 90°

左上肢向头侧伸直

右手手掌置于腰下

同时回收左上肢和右下肢，左手触及右膝。持续 2~3 个呼吸

第二步：同时回收左上肢和右下肢至腹部，左手触及右膝。持续 2~3 个呼吸，回至起始位。

错误姿势:

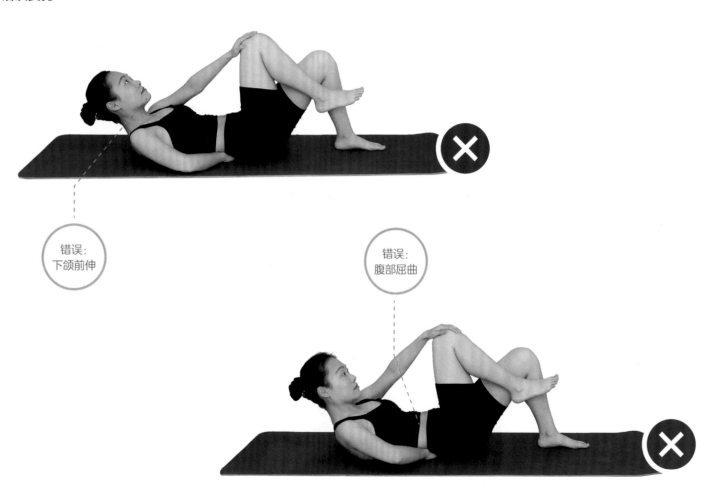

错误:
下颌前伸

错误:
腹部屈曲

5. 腹部屈肌耐力练习（蜷曲） 此式主要练习腹部肌群的耐力。10 次 / 组，2~3 组 / 天。腹肌要适度紧张，同时保持正常呼吸，不要屏气。练习中注意以肩胛骨下角为支点，避免腰部屈曲。

视频 8

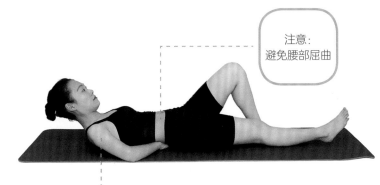

注意：避免腰部屈曲

第一步：仰卧位，双手置于腰后，一侧下肢伸直，另一侧下肢屈曲，足部着床。

一侧下肢屈曲

双手置于腰后

以肩胛骨下角为支点，抬起躯干上部，持续 2~3 个呼吸

第二步：以肩胛骨下角为支点，抬起躯干上部，同时避免腰部屈曲。持续 2~3 个呼吸，回至起始位。

第三步：强化练习时，抬起躯干上部，同时两肘抬离床面。

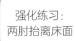

强化练习：两肘抬离床面

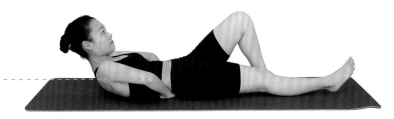

错误姿势：

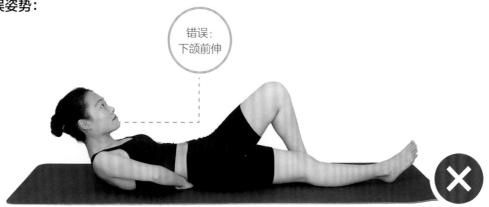

错误：
下颌前伸

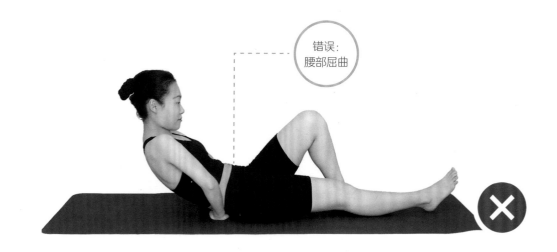

错误：
腰部屈曲

(二) 导引练习

导引练习,源于中国传统导引功法"易筋经""八段锦"中侧重腰部练习的功法体式。练习中强调,动作舒展,速度均匀缓慢,轻盈圆柔,用意不用力。意识上要求澄心静气、意随行走、意气相随。同时,动作的屈伸要和呼吸保持一致。

1. 双手攀足固肾腰 (八段锦) 此式主要练习脊柱前后屈伸肌群的力量及伸展性,同时可刺激督脉、膀胱经等背部经络。5 次 / 组,2~3 组 / 天。注意沉肩松腰,双膝伸直,可根据自身情况调整动作幅度,同时保持自然呼吸,不要屏气。

视频 9

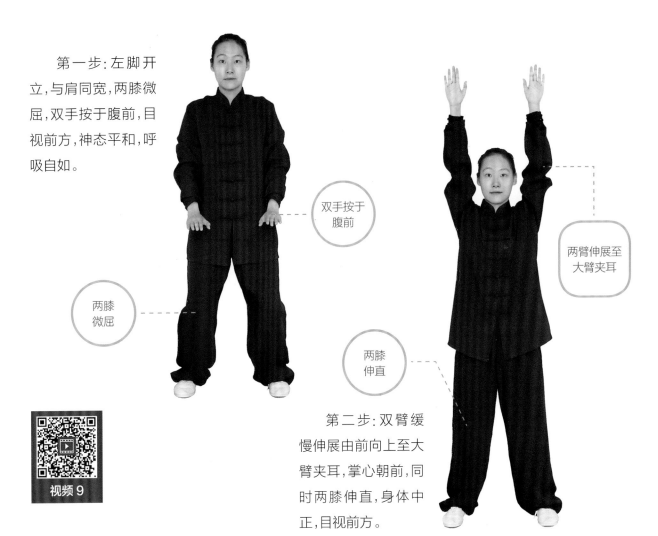

第一步:左脚开立,与肩同宽,两膝微屈,双手按于腹前,目视前方,神态平和,呼吸自如。

双手按于腹前

两膝微屈

两臂伸展至大臂夹耳

两膝伸直

第二步:双臂缓慢伸展由前向上至大臂夹耳,掌心朝前,同时两膝伸直,身体中正,目视前方。

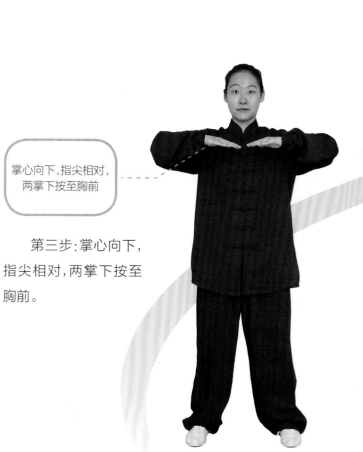

掌心向下,指尖相对,
两掌下按至胸前

第三步:掌心向下,
指尖相对,两掌下按至
胸前。

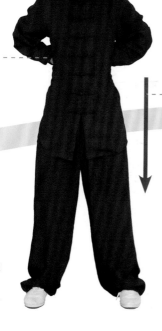

向下摩运至
双臂伸直

掌心向上,由腋下
反穿至腰部

第四步:两掌上翻,
掌心向上,由腋下反穿
至腰部,向下摩运至双
臂伸直。

双手从腿部后侧摩运至双足跟部

注意：俯身时保持腰部挺直

双手由足后绕至足前，掌心向下，指尖朝前

塌腰抬头，同时两臂向前平展

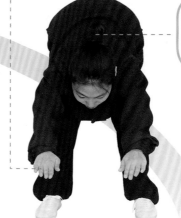

第五步：俯身，双手继续向下摩运，从腿部后侧至双足跟部，期间保持腰部挺直。

第六步：双手由足后绕至足前，掌心向下，指尖朝前。塌腰抬头，同时两臂向前平展，至大臂夹耳。

第七步：缓慢起身，
至直立，保持腰部挺直，
大臂夹耳。

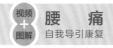

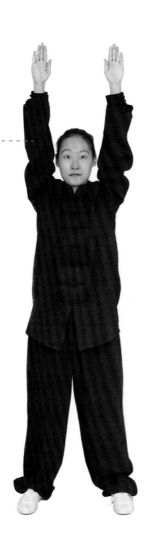

起身至直立，
腰部挺直，大臂夹耳

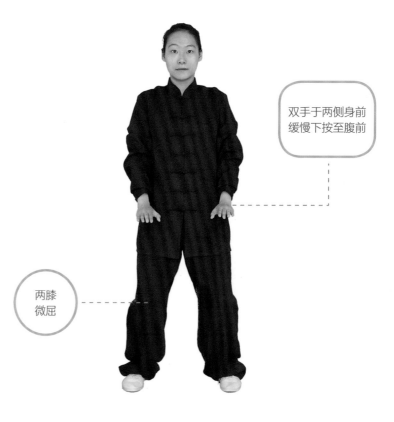

双手于两侧身前
缓慢下按至腹前

两膝
微屈

第八步：双手于两侧身前缓慢
下按至腹前，同时两膝微屈，目视前
方，神态平和，呼吸自如。

错误姿势：

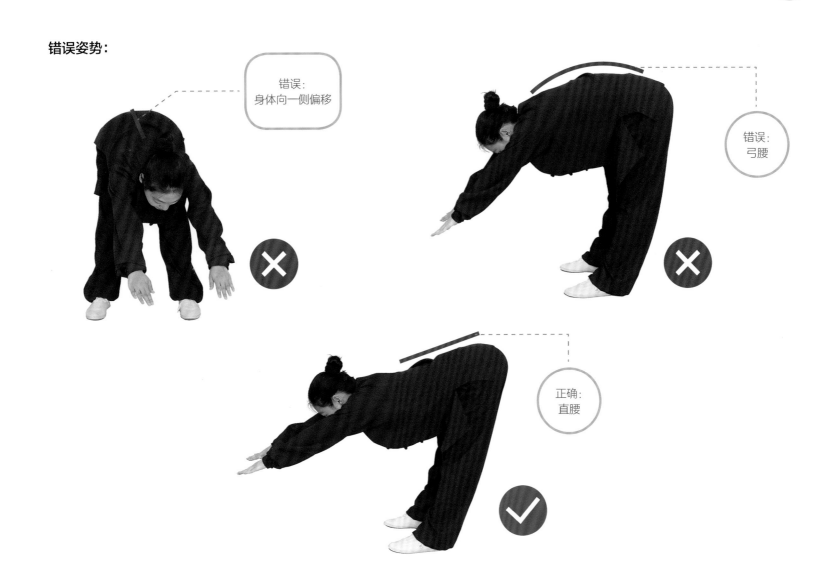

错误：
身体向一侧偏移

错误：
弓腰

正确：
直腰

2. 青龙探爪势（易筋经） 此式主要练习腰背部、腰部侧方肌群及下肢肌肉的伸展功能，同时达到疏肝理气，调节情志的作用。5 次／组，2~3 组／天。注意沉肩松腰，双膝伸直，可根据自身情况调整动作幅度，同时保持自然呼吸。

视频 10

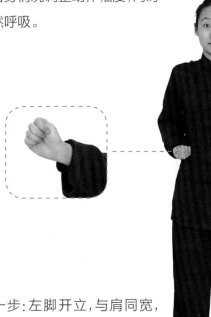

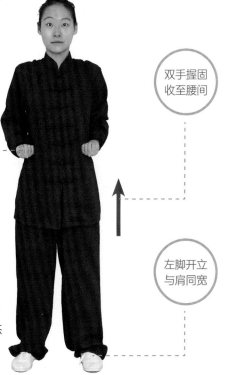

双手握固收至腰间

左脚开立与肩同宽

第一步：左脚开立，与肩同宽，双手握固收至腰间，目视前方，神态平和，呼吸自如。

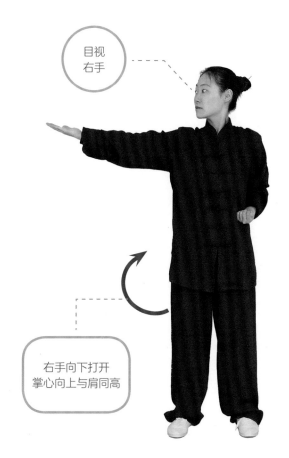

目视右手

右手向下打开掌心向上与肩同高

第二步：右手向下打开，后掌心向上，由外侧抬起至与肩同高，目视右手。

第三步：右手变龙爪，经面穿行至左侧，眼随手动，上身转向左侧。

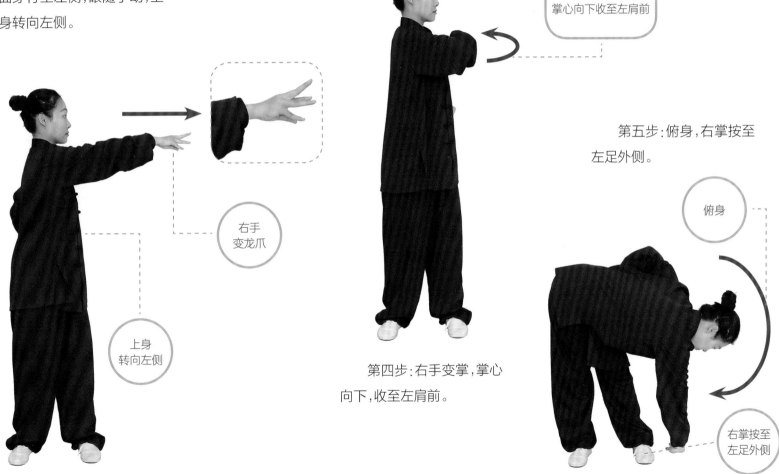

右手变掌
掌心向下收至左肩前

右手
变龙爪

上身
转向左侧

第四步：右手变掌，掌心向下，收至左肩前。

第五步：俯身，右掌按至左足外侧。

俯身

右掌按至
左足外侧

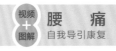

第六步:右掌经足前行至
右足外侧,上体随之转动。

第七步:右手握固,起身,
右拳经腿部外侧收至腰间。
左侧动作相同,方向相反。

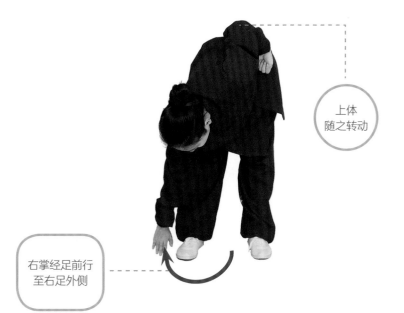

上体
随之转动

右掌经足前行
至右足外侧

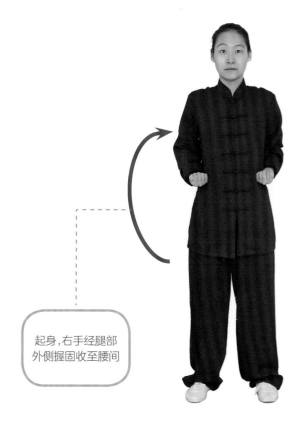

起身,右手经腿部
外侧握固收至腰间

正确姿势：

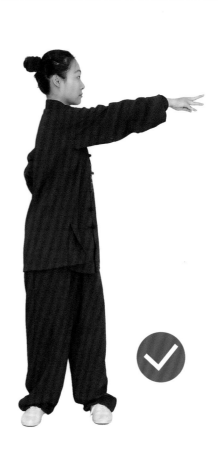

错误姿势：

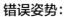

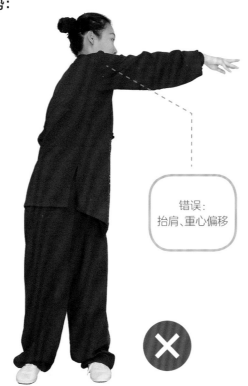

错误：
抬肩、重心偏移

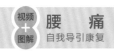
3. 掉尾势(易筋经) 此式可改善脊椎活动度,练习腰背肌伸展性及侧方肌群肌力,同时可调和周身气血。5次/组,2~3组/天。注意沉肩松腰,双膝伸直,可根据自身情况调整动作幅度,同时保持自然呼吸,不要屏气。

视频 11

第二步:十指相交,收至胸前,掌心向下。

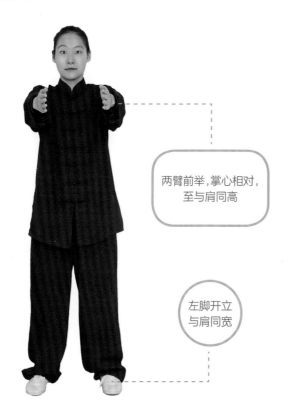

第一步:左脚开立,与肩同宽,两臂前举,掌心相对,至与肩同高,目视前方,神态平和,呼吸自如。

两臂前举,掌心相对,至与肩同高

左脚开立与肩同宽

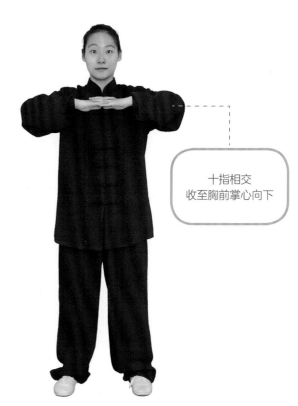

十指相交收至胸前掌心向下

第三步：上体前屈，双掌
按至体前同时抬头引腰。

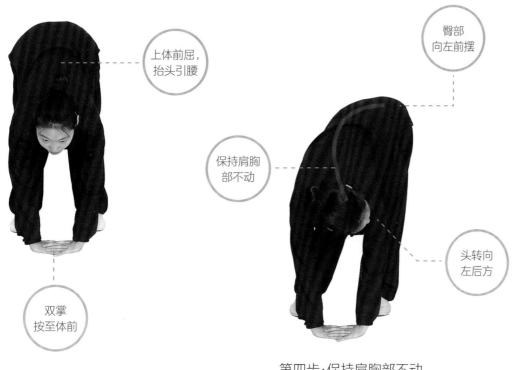

上体前屈，
抬头引腰

双掌
按至体前

臀部
向左前摆

保持肩胸
部不动

头转向
左后方

第四步：保持肩胸部不动，
头转向左后方，同时臀部向左
前摆，脊柱成 C 型。

第五步：右侧与前动作
相同，方向相反。

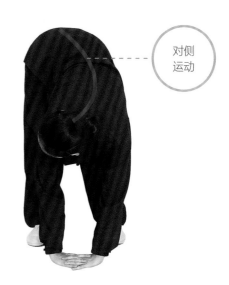

对侧
运动

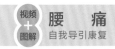

第六步:翻掌向上,双掌分开,侧起至与肩同高,同时上体直立,目视前方。

第七步:两臂继续侧起行至头上,掌心向下按至腹前,后置于身体两侧。

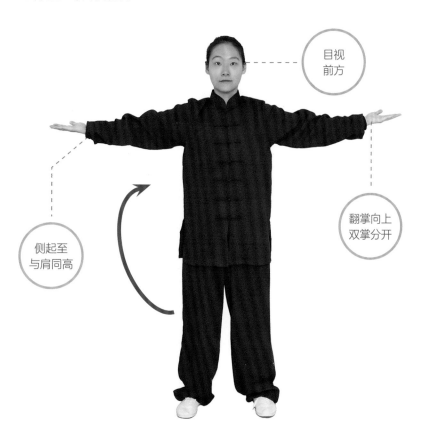

目视前方

侧起至与肩同高

翻掌向上双掌分开

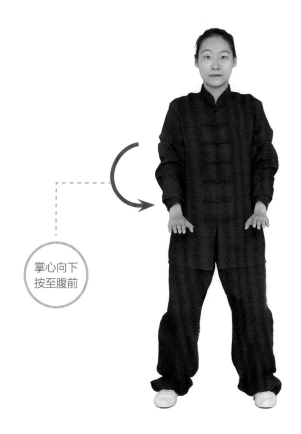

掌心向下按至腹前

错误姿势：

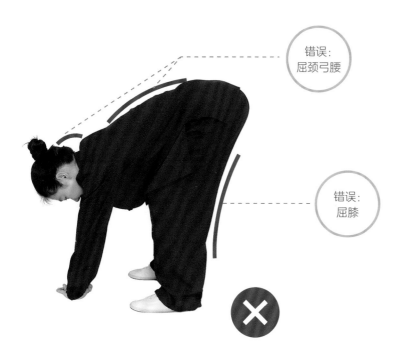

错误：
屈颈弓腰

错误：
屈膝

正确姿势：

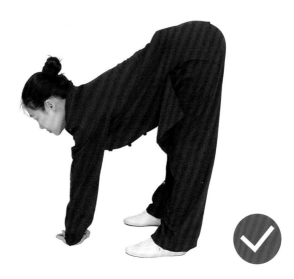

错误姿势：

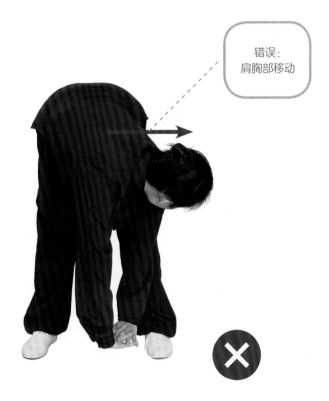

错误：
肩胸部移动

正确姿势：

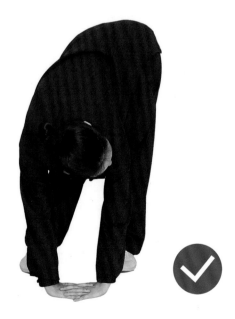

附篇

腰痛自我导引康复练习总则

★ 导引康复的目的:①维持关节正常的活动度;②强化关节周围肌肉力量和韧带功能,维持关节稳定性,减少肌肉萎缩;③提高肌肉兴奋性和神经肌肉的反射调节速度,增强应变能力。

★ 康复体式练习时,尽量保持关节中立位,以减少关节负荷(关节中立位是指脊柱关节稳定性最好,周围软组织张力最小的体位)。

★ 康复体式练习,以等长收缩为主,这样可以更好地提高肌肉耐力,保持关节稳定性。一次等长收缩的时间,以 2~3 次自然呼吸为宜,不宜过长,以便肌肉恢复血供(等长收缩是指维持关节静止状态的肌肉收缩,此时关节没有运动。等长收缩可以更有效地提高肌肉耐力)。

★ 肌力练习需注意主动肌和拮抗肌的协同练习,这样才能更好地加强关节稳定性。

★ 康复体式练习,可分为肌力练习、牵伸练习和关节活动度练习,三者须均衡练习,才能达到更好的效果。

★ 导引练习,强调整体性,全身协调性和功能的提升;动作速度要求均匀缓慢,轻盈圆柔,用意不用力。

★ 导引练习,强调意识、呼吸的配合。动作的屈伸要和呼吸保持一致。

★ 导引康复练习时,必须注意日常生活中对关节的保护,这样才能巩固练习和治疗的效果,避免复发。

★ 本文所载的各种练习体式,可结合练习者具体情况,选择单一体式练习,或组合练习。

★ 导引康复的练习量(包括练习次数、活动角度、马步高低等),应循序渐进,逐渐增量。文中所说练习量为平均练习量,症状明显、关节功能较差者可酌情减量,以练习后不感觉症状加重和明显疲劳为标准。若练习后出现不适,应停止练习,及时就医。

图书在版编目（CIP）数据

视频＋图解腰痛自我导引康复 / 王金贵，房纬主编 . —北京：人民卫生出版社，2017

ISBN 978-7-117-25263-8

I . ①视… II . ①王… ②房… III . ①腰腿痛 – 康复 – 图解　IV . ①R681.509-64

中国版本图书馆 CIP 数据核字（2017）第 300534 号

人卫智网　**www.ipmph.com**　医学教育、学术、考试、健康，购书智慧智能综合服务平台
人卫官网　**www.pmph.com**　人卫官方资讯发布平台

视频 + 图解腰痛自我导引康复

主　　编：王金贵　房　纬

出版发行：人民卫生出版社（中继线 010-59780011）

地　　址：北京市朝阳区潘家园南里 19 号

邮　　编：100021

E - mail：pmph @ pmph.com

购书热线：010-59787592　010-59787584　010-65264830

印　　刷：北京顶佳世纪印刷有限公司

经　　销：新华书店

开　　本：787×1092　1/16

印　　张：3.5

字　　数：63 千字

版　　次：2018 年 1 月第 1 版　2018 年 1 月第 1 版第 1 次印刷

标准书号：ISBN 978-7-117-25263-8/R · 25264

定　　价：47.00 元

打击盗版举报电话：**010-59787491**　**E-mail：WQ @ pmph.com**
（凡属印装质量问题请与本社市场营销中心联系退换）